BEI GRIN MACHT SICH IHR WISSEN BEZAHLT

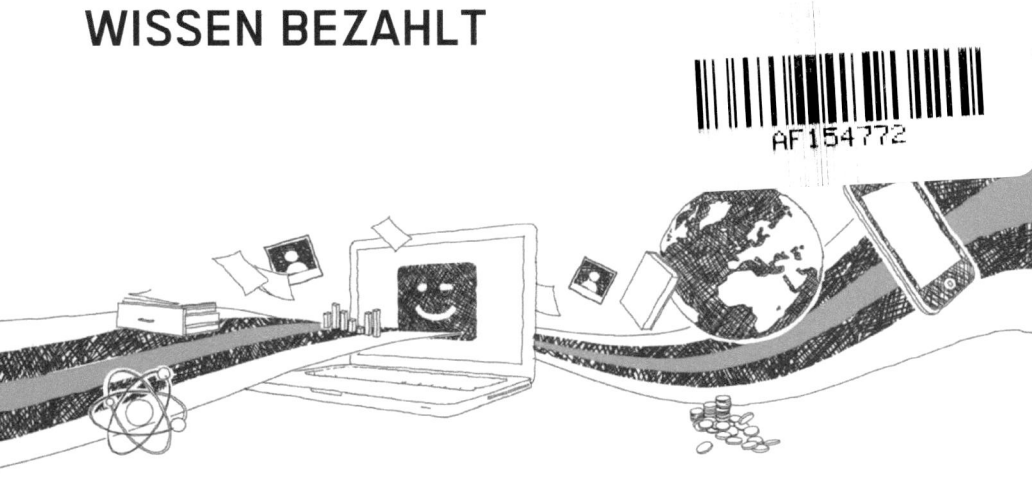
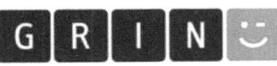

Martin Käding

Existenzsicherheit der öffentlichen Apotheken seit der Implementierung der Internetapotheken in Deutschland

GRIN Verlag

Bibliografische Information der Deutschen Nationalbibliothek:

Die Deutsche Bibliothek verzeichnet diese Publikation in der Deutschen National-
bibliografie; detaillierte bibliografische Daten sind im Internet über http://dnb.d-
nb.de/ abrufbar.

Dieses Werk sowie alle darin enthaltenen einzelnen Beiträge und Abbildungen
sind urheberrechtlich geschützt. Jede Verwertung, die nicht ausdrücklich vom
Urheberrechtsschutz zugelassen ist, bedarf der vorherigen Zustimmung des Verla-
ges. Das gilt insbesondere für Vervielfältigungen, Bearbeitungen, Übersetzungen,
Mikroverfilmungen, Auswertungen durch Datenbanken und für die Einspeicherung
und Verarbeitung in elektronische Systeme. Alle Rechte, auch die des auszugsweisen
Nachdrucks, der fotomechanischen Wiedergabe (einschließlich Mikrokopie) sowie
der Auswertung durch Datenbanken oder ähnliche Einrichtungen, vorbehalten.

Impressum:

Copyright © 2012 GRIN Verlag GmbH
Druck und Bindung: Books on Demand GmbH, Norderstedt Germany
ISBN: 978-3-656-67834-2

Dieses Buch bei GRIN:

http://www.grin.com/de/e-book/275014/existenzsicherheit-der-oeffentlichen-apo-
theken-seit-der-implementierung

GRIN - Your knowledge has value

Der GRIN Verlag publiziert seit 1998 wissenschaftliche Arbeiten von Studenten, Hochschullehrern und anderen Akademikern als eBook und gedrucktes Buch. Die Verlagswebsite www.grin.com ist die ideale Plattform zur Veröffentlichung von Hausarbeiten, Abschlussarbeiten, wissenschaftlichen Aufsätzen, Dissertationen und Fachbüchern.

Besuchen Sie uns im Internet:

http://www.grin.com/

http://www.facebook.com/grincom

http://www.twitter.com/grin_com

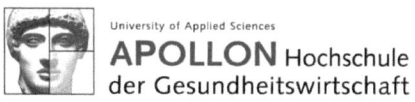

University of Applied Sciences

APOLLON Hochschule
der Gesundheitswirtschaft

Titel der Arbeit:

Existenzsicherheit der öffentlichen Apotheken seit der Implementierung der
Internetapotheken in Deutschland

Hausarbeit

Berlin, 12.12.2012

Erstellt von:

Martin Käding

Studiengang: Bachelor of Arts, Gesundheitsökonomie

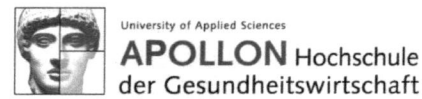

Inhaltsverzeichnis

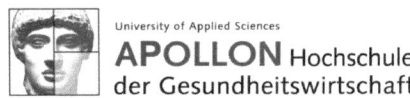

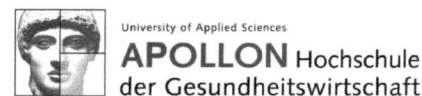

University of Applied Sciences
APOLLON Hochschule
der Gesundheitswirtschaft

Tabellenverzeichnis

Abkürzungenverzeichnis

AABG	Arzneimittelausgaben-Begrenzungsgesetz
Abb.	Abbildung
ABDA	Bundesvereinigung Deutscher Apothekerverbände
AMPreisV	Arzneimittelpreisverordnung
AVWG	Gesetz zur Verbesserung der Wirtschaftlichkeit in der Arzeimittelverordnung
BSSichG	Beitragssatzsicherungsgesetz
et al.	und andere
GKV-WSG	GKV-Wettbewerbsstärkungsgesetz
GRG	Gesundheits-Reformgesetz

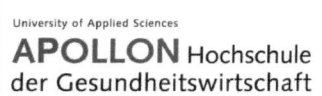

1 Einführung in die Thematik

1.1 Einleitung

Der demographische Wandel in Richtung einer älterwerdenden Bevölkerung stellt eine zentrale Bedeutung für Gesellschaft und Politik dar. Auch im Gesundheitswesen müssen die Akteure wie die gesetzlichen Krankenkassen, Pharmagroßhändler, Apotheken und andere auf die alternde Bevölkerung reagieren, indem sie entsprechende Angebote sowie Leistungen anbieten (vgl. Kaapke, Preißner, Heckmann, 2007, S. 5).

Der Arzneimittelmarkt unterliegt permanent einer starken Konvergenz. Die Novellierung der Arzneimittelpreisverordnung (AMPreisVO), die Implementierung von der Festbetragsregelung sowie die bedingte Annullierung des Mehrbesitzverbotes, der Einstieg von Versandapotheken führen kontinuierlich zu einem konstanten Handlungsbedarf der Akteure im Bereich des Arzneimittelmarktes (vgl. Behling, Brickau, Ziegenbein, 2005, S.1).

Der Kostendruck im Bereich der Arzneimittelversorgung steigt permanent. Seit der Gesundheitsreform in 2003 wurden zahlreiche Gesetzänderungen zur Kostensenkung im Gesundheitswesen verabschiedet, wie z. B. die Novellierung der Arzneimittelpreisverordnung (AMPreisVO), Wegfall von Bagatellerkrankung,- Verordnungen zur Lasten der Gesetzlichen Krankenversicherung (GKV), Wirtschaftlichkeitsgebot nach SGB V § 12 u.a. Die Apotheke als letzter Akteur in der Arzneimittelversorgungs-Kette muss auf die neuen Rahmenbedingungen reagieren. Da die Apotheke die Herstellung bzw. Nachfrage von verschreibungspflichtigen Arzneimitteln nicht beeinflussen kann, ist sie zu einer effizienten Organisation des Apothekenbetriebs gezwungen (vgl. Bräuer, 2010, S. 5).

Seit 1.1.2004 können die Apotheken nach dem Erlangen einer Erlaubnis durch die zuständige Behörde einen Versandhandel betreiben (vgl. Gesetz über den Verkehr mit Arzneimitteln, 2012, S. 64).

Internetapotheken bieten zahlreiche Vorteile und stellen damit einen direkten Konkurrenten für die Präsenzapotheken dar, wie zum Beispiel aufgrund der Zunahme

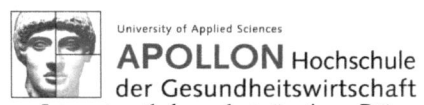

an Umsatzstärke können Internetapotheken rabattgünstigere Präparate direkt bei den Herstellern beziehen, sodass die Abgabepreise bzw. Verkaufspreise deutlich niedriger kalkulieren können als Preise in den Präsenzapotheken bzw. öffentlichen Apotheken (vgl. Sterzel, 2002, S. 161).

Die neuen rechtlichen Rahmenbedingungen wie unter anderem die Möglichkeit des Versandhandels im Apothekenwesen führen zu einer stärkeren Fokussierung der Apotheker auf die betriebswirtschaftliche und marketingstrategische Ebene mit dem Ziel, längerfristig ihre Existenz zu sichern (vgl. Behling, Brickau, Ziegenbein, 2005, S.1).

1.2 Zielsetzung

Die Hausarbeit stellt die aktuellen gesundheitspolitischen Rahmenbedingungen sowie die Problemlage des demographischen Wandels und seine Folgen vor. Die Zielfrage der Existenzgefährdung der öffentlichen Apotheken durch Implementierung von

Internetapotheken wird analysiert.
Insoweit stellt sich die Relevanz-Frage der ordnungsgemäßen Sicherstellung der Arzneimittelversorgung durch die Präsenz- und Internetapotheken unter den gesetzlichen Rahmenbedingungen und gleichzeitig steigenden Wettbewerbsdrucks.

Folgende konkrete Frage wird beantwortet:

- Welche Chancen bieten sich für die Präsenzapotheken unter den aktuellen gesetzlichen Rahmenbedingungen auf dem Gesundheitsmarkt zur Sicherung ihrer Existenz?

Handlungsempfehlung für die öffentlichen Apotheken:

- die Einführung von marketingrelevanten Strategien
- Steigerung der Intensivität der Kundenbindung durch individuelle Beratung, Patientenschulung
- Intensivierung von Kooperation mit einem Ärztehaus bzw. Medizinischen Versorgungszentrum etc.

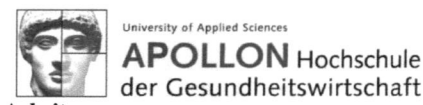

University of Applied Sciences
APOLLON Hochschule
der Gesundheitswirtschaft

1.3 Aufbau der Arbeit

In der vorliegenden Arbeit werden zunächst die Entwicklung der Altersstruktur der deutschen Bevölkerung sowie Zukunftsprognose kurz erläutert. Anhand der Daten von Statistischen Bundesamt wird eine Zunahme der über 60-jährigen Menschen verzeichnet, Tendenz steigend. Voraussichtlich wird die Zahl der Älteren mit über 10 Millionen im Jahr 2050, den bis dahin höchsten Wert, erreichen (vgl. Statistisches Bundesamt, 2009, S. 16).

Somit ist es naheliegend, dass zukünftig die potenzielle Zielgruppe „Patienten über 60 Jahre" noch stärker den Apothekensektor beeinflussen wird. Das verdeutlicht auch eine Statistik der Altersgruppen in Apotheken, die zu diesem Thema herangezogen wird (vgl. Riegl, 2009, S. 24).

Folgender Abschnitt der Arbeit beschäftigt sich mit den Kostensenkungen im Bereich der Arzneimittelversorgung, dazu folgt eine tabellarische Darstellung von Akteuren und Kostensenkungsmaßnahmen.

Im nächsten Teil werden die Struktur der Arzneimittelversorgung und ihre Charakteristika sowie ihre Akteure vorgestellt, um einen Zusammenhang zwischen den einzelnen Akteuren wie zum Beispiel die gesetzlichen Krankenkassen, Apotheken, Großhändler sowie deren Aufgaben zu erläutern. Auf die gegenwärtigen und neuen Gesetze im Bezug auf Preiswettbewerb auf dem Apothekensektor wird eingegangen sowie deren Entwicklungen.

Für die Darstellung der Dynamik im Apothekenmarkt werden im nächsten Kapitel Statistiken zur Entwicklung der Apotheken von Jahr 2003 bis 2011 herangezogen, aus denen sichtbar wird, dass die Anzahl der Schließungen seit Jahr 2003 bis 2011 von 282 auf 424 angestiegen ist, bei gleichzeitiger Erhöhung der Anzahl der Filialapotheken von 632 auf 3.478 (vgl. Bundesvereinigung Deutscher Apothekerverbände, 2011).

Das darauf folgende Kapitel beschäftigt sich kurz mit der Typologie der Apotheken. Die aktuellen Apothekenarten werden erläutert. Dabei werden gesundheitspolitischen sowie ökonomischen, personelle und soziale Faktoren berücksichtigt.

Im vierten Kapitel werden die Chancen aus Patientensicht sowie ökonomischer Sicht und Risiken von Internetapotheken und Präsenzapotheken gegenüber gestellt. Dabei werden verschiedene Komponenten berücksichtigt, wie Kundentypologie, Nutzerverhalten, Kundenbindungschancen etc.

Im Rahmen der Analyse werden Daten der empirischen Forschung von Christian Ciesielski verwendet. Cieselski hat im Jahr 2008 das Thema Informations- und Kaufverhalten des Patienten von Arzneimitteln im Internetvertrieb in seiner empirischen Studie thematisiert (vgl. Cieselski, 2008, S. 11ff und 263). Anhand der zahlreichen Daten werden Ergebnisse zusammengefasst, interpretiert und eine Empfehlung wird dann im fünften Kapitel gebildet. Das letzte Kapitel bildet dann die Zusammenfassung der Arbeit.

2 Theoretischer Hintergrund

2.1 Der demographische Wandel

Nach den Berechnungen des Statistischen Bundesamtes wird eine Zunahme der über 60-jährigen Menschen verzeichnet. Im Jahr 2008 lebten demnach in Deutschland circa 4 Millionen 80-Jährigen und älteren in Deutschland, das sind 5% der Bevölkerung. Die Zahl steigt stetig und wird voraussichtlich mit über 10 Millionen im Jahr 2050 den bis dahin höchsten Wert erreichen. Bis 2060 sinkt die Zahl der älteren Menschen dann auf 9 Millionen, das bedeutet 14 % von 80- jährigen und älteren Menschen in Deutschland, wie Abbildung 1 zeigt (vgl. Statistisches Bundesamt, 2009, S. 16).

Abb. 1: Bevölkerung nach Altersgruppen

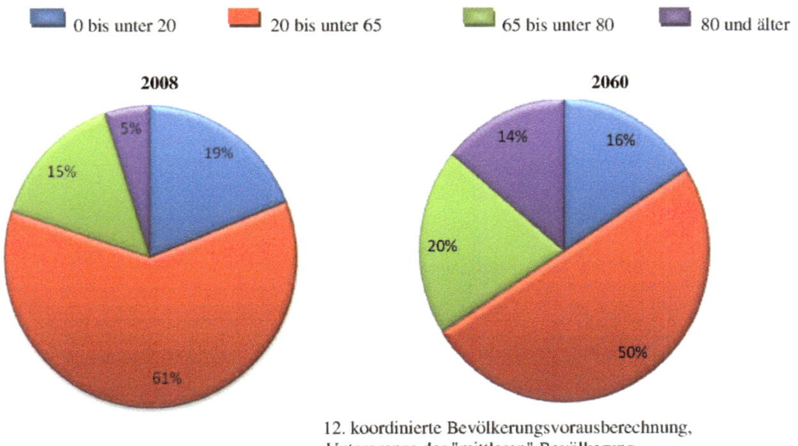

12. koordinierte Bevölkerungsvorausberechnung,
Untergrenze der "mittleren" Bevölkerung

Quelle: Eigene Darstellung in Anlehnung an Statistisches Bundesamt (2009)

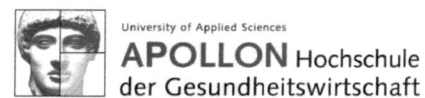
Auch im Bereich der Apotheken ist eine Zunahme von älteren Patienten aufgrund des Bedarfs verzeichnet. Das Durchschnittsalter der Kunden ist 60,35 Jahre. Die Kunden der Apotheken altern in der Statistik wesentlich schneller als der Durchschnitt der deutschen Bevölkerung. 60-Jährige und ältere Kunden besuchen 38% häufiger die Apotheke direkt nach einem Arztbesuch als Patienten unter 50 Jahren. Wie Abbildung 2 veranschaulicht, wird der größter Anteil mit28 Prozent der Apothekenkunden von 70-jährigen und älteren Patienten gebildet, der zweitgrößte von 60- 69Jährigen, mit 26 Prozent aller Apothekenkunden (vgl. Riegl, 2009, S. 24).

Abbildung 2: Altersgruppen Apothekenkunden

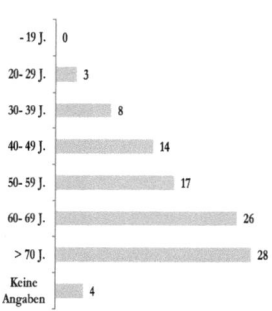

Quelle: Eigene Darstellung in Anlehnung an Riegl (2009)

2.2 Kosten auf dem Arzneimittelmarkt

Während der Kostensenkungsmaßnahmen auf dem Arzneimittelsektor wurden unter Anderem Festbeträge, Negativlisten, Arzneimittel-Budgets, Einführung der Importregelung, Senkung der Pharmagroßhändlerabschlägen, Patientenzuzahlungen gesetzlich implementiert und wieder durch andere Maßnahmen ersetzt. Diese Regelungen auf dem Arzneimittelsektor im Gesundheitswesen veranschaulichen, dass gerade die Apotheken in den letzten Jahren stark beeinflusst waren. Es ist abzusehen,

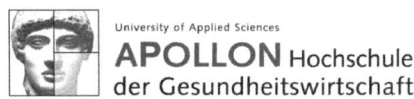

University of Applied Sciences
APOLLON Hochschule
der Gesundheitswirtschaft

dass der Gesetzgeber auch zukünftig weitere kostensenkende Maßnahmen implementieren wird, jedoch wird aufgrund des demographischen Wandels (steigendes Durchschnittsalter der Bevölkerung) die Nachfrage nach Arzneimitteln aufgrund der Erhöhung der Verordnungen ab dem 40sten Lebensjahr zunehmen (vgl.Schmid, 2008, S.6f).

Wie folgende Abbildung (Abb. 3) veranschaulicht, wurden zahlreiche Neuverordnungen im Bereich Apothekenmarkt mit dem Ziel Kostensenkung implementiert (vgl. ebd., S. 195).

Abb. 3: Übersicht der direkten regulatorischen Eingriffe in den Apothekenmarkt seit 1989

Reform	Jahr	Preis/Rendite	Marktzutritt	Qualität
GRG	1989	• Aufnahme Aut-idem in das SGB V • Verpflichtung zur Abgabe von Importarzneimitteln • Aufnahme Apothekenrabatt in das SGB V		
Änderung AMPreisV	1998	• Kappung AMPreisV		
Gesundheitsre-form	2000	• Neuverpflichtung zur Abgabe von Importarzneimitteln		
AABG	2002	• Ausweitung Aut-idem • Erhöhung Apothekenrabatt		
BSSichG	2003	• Erhöhung Apothekenrabatt		
GMG	2004	• Grundlegende Änderung der AMPreisV • Aufhebung der Preisbindung für nicht verschreibungspflichtige Arzneimittel • Modifikation Apothekenrabatt		• Qualitätskriterien für Filialen und Versand
AVWG	2006	• Weitgehendes Verbot von Einkaufsrabatten		

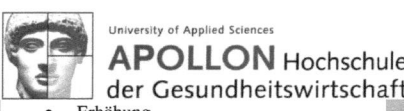
Quelle: Eigene Darstellung in Anlehnung Schmid (2008)

Der gesundheitspolitische Status in Deutschland, der einerseits die Qualitätssicherung der medizinischen Versorgung, andererseits enorme Kostensenkung längerfristig implementieren will, verfolgt anscheinend zwei entgegengesetzte Ziele (vgl.Ciesielski, 2008, S.2)

2.3 Organisation der Arzneimittelversorgung

Im folgenden Kapitel werden die Struktur und Charakteristika der Arzneimittelversorgung in Deutschland vorgestellt sowie die Entwicklung der Apotheken im deutschen Arzneimittelmarkt.

2.3.1 Struktur der Arzneimittelversorgung

Die Struktur der Arzneimittelversorgung in Deutschland ist geprägt durch die Assoziation von unterschiedlichen Akteuren. Dabei nimmt die öffentliche Apotheke als Bindeglied zwischen den Arzneimittelhersteller, pharmazeutischen Großhändler und den Kunden eine zentrale Stellung ein. Als Hauptträger der Arzneimittelkosten im verschreibungspflichtigen Bereich ist die Gesetzliche Krankenversicherung (GKV). Die Finanzierung der GKV wird solidarisch durch Versichertenbeiträge und der Arbeitgeber

im Rahmen eines Sachleistungsprinzips gewährleistet. Im Bereich der Privaten Versicherung tragen ihre Mitglieder zunächst für die in Anspruch genommene Leistung bzw. Medikamente die Kosten, die von der Versicherung dann zurückerstattet werden, gemäß dem Kostenerstattungsprinzip. Im Bereich der Selbstmedikation tragen die Kunden die vollen Kosten. Freiverkäufliche Arzneimittel sind auch außerhalb der Apotheke zu erwerben, wie z.B. in Reformhaus, Drogeriemarkt, Discounter etc. (vgl. Kaapke, Preißner, Heckmann, 2007, S.29f).

Folgende Abbildung (Abb. 4) veranschaulicht das Arzneimittelversorgungssystem.

Abb. 4: Akteure der ambulanten Arzneimittelversorgung

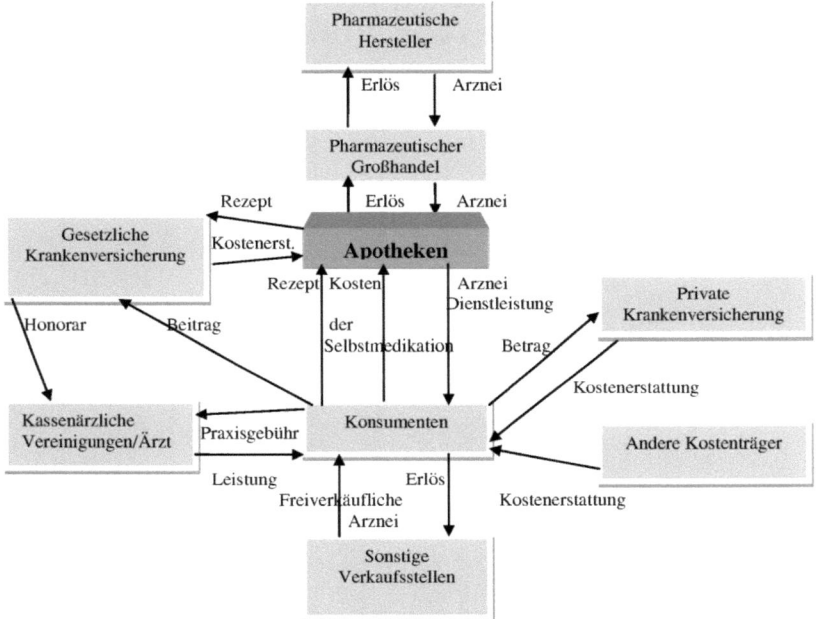

Quelle: Kaapke, Preißner, Heckmann (2007)

2.3.2 Charakteristika der Arzneimittelversorgung

Die Systematik der Arzneimittelversorgung ist durch folgende Charakteristika formuliert:

❖ eine Regulierung durch den Staat und ihre Überwachung

❖ ein Monopol der Abgabe von Arzneimitteln mittels Apotheken

❖ die Regulierung des Staates im Bereich der Preisbildung

❖ einen Leistungsanspruch der gesetzlich Krankenversicherten und

❖ durch die gemeinsame Selbstverwaltung erfolgt das Arrangement von Rahmensetzungen (vgl. Simon, 2010, S. 235ff).

2.3.3 Entwicklung der Apotheken im deutschen Arzneimittelmarkt

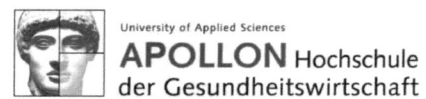

Nach den Berechnungen der Bundesvereinigung Deutscher Apothekerverbände
(ABDA) der Entwicklung der Apotheken seit 2003 wird deutlich, dass die Anzahl der
Schließungen seit Jahr 2003 bis 2011 von 282 auf 424 angestiegen ist, bei
gleichzeitiger Erhöhung der Anzahl der Filialapotheken von 632 auf 3.661 (vgl.
Bundesvereinigung Deutscher Apothekerverbände, 2011).

Abb. 5: Entwicklung der Apotheken

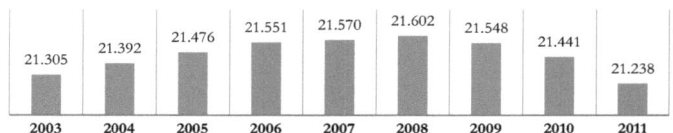

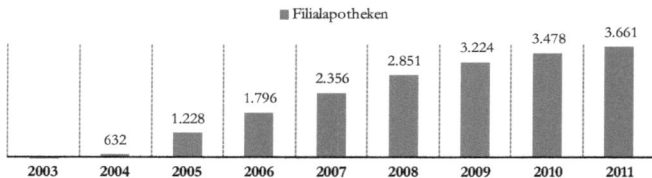

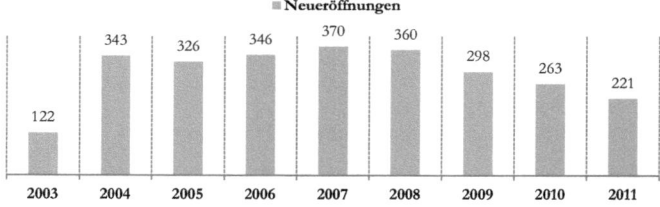

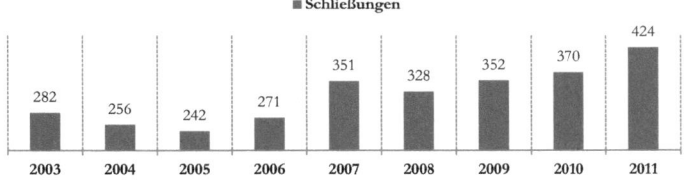

■ Schließungen

								424
282				351	328	352	370	
	256	242	271					
2003	2004	2005	2006	2007	2008	2009	2010	2011

Quelle: Eigene Darstellung in Anlehnung an Bundesvereinigung Deutscher
Apothekerverbände (2011)

2.3.4 Einfluss auf die Absatzpolitik

Die gesetzlichen Änderungen auf dem Apothekenmarkt bringen aber auch Vorteile
mich sich. Bis zum Inkrafttreten des Gesundheitsmodernisierungsgesetzes am
01.01.2004 war es dem Apotheker nur das Betreiben einer Apotheke möglich (vgl.
Kettler, 2009 , S. 21).

Seitdem können Apotheker neben der Stammapotheke bis zu drei Filialen betreiben,
innerhalb desselben Kreises oder derselben kreisfreien Stadt oder in benachbarten
Kreisen bzw. kreisfreien Städten (§ 2 ApoG), damit wird den öffentlichen Apotheken
die Möglichkeit eines Wachstums gewährleistet. Der Inhaber muss seine Hauptapotheke
selbst führen, die Filialapotheken werden von angestellten Apothekern geleitet (§2 Abs.
5 ApoG) (vgl. Starck, 2007, S. 10f).

2.4 Rechtliche Rahmenbedingungen der Apotheken in Deutschland

Die rechtlichen Rahmenbedingungen im Apothekenwesen dienen der
ordnungsgemäßen Versorgung der Bevölkerung mit Arzneimitteln und
Gesundheitsleistungen, sie gewährleisten die Qualität und Sicherheit der Versorgung
mit Arzneimitteln. Auf der Bundesebene gelten folgende wichtigsten Gesetze und
Verordnungen über das Apothekenwesen (vgl. Kaapke, Preißner, Heckmann, 2007, S.
47f). Zu den wichtigsten Gesetzen zählen:

Apothekengesetz (ApoG)

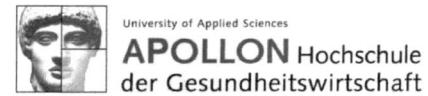

Das ApoG regelt u.a. die Inhalte zur Erlaubnis zur Führung von öffentlichen
Apotheken Krankenhausapotheken, Bundeswehrapotheken, Zweigapotheken,
Notapotheken sowie den Versand von apothekenpflichtigen Arzneimitteln
(vgl. Bundesministerium der Justiz, 2012).

Arzneimittelgesetz (AMG)

Das AMG beinhaltet wesentliche Inhalte der ordnungsgemäßen Versorgung der
Bevölkerung mit Arzneimitteln sowie die Sicherheit, das Inverkehrbringen und die
Gewähr der Qualität, Wirksamkeit und Unbedenklichkeit (vgl. Bundesministerium der
Justiz, 2012).

Verordnung über den Betrieb von Apotheken (ApBetrO)

Der Betrieb von öffentlichen Apotheken u. a. das Apothekenpersonal, Beschaffenheit,
Größe und Einrichtung der Apothekenbetriebsräume Rezeptur, Defektur,
Großherstellung, Ausgangsstoffe, Erwerb und Abgabe von verschreibungspflichtigen
Tierarzneimitteln, Prüfung der nicht in der Apotheke hergestellten Fertigarzneimittel et
al. wird im zweiten Abschnitt geregelt (vgl. Bundesministerium der Justiz, 2012).

2.5 Apothekenarten

Einen wesentlichen Bestandteil der Medizinischen Versorgung stellt die
Arzneimittelversorgung dar. Sie wird durch eine System aus Arzneimittelherstellern,
pharmazeutischen Großhandel und öffentlichen Apotheken sowie
Krankenhausapotheken gewährleistet (vgl. Simon, 2010, S. 233). Um das Thema
einzugrenzen werden hier nur die zu untersuchenden Apothekenarten vorgestellt:

Öffentliche Apotheken

Der Begriff öffentliche Apotheke bezieht sich auf den allgemeinen öffentlichen Zugang
des Publikums und ist nicht als Trägerschaft zu verstehen. Die Krankenhausapotheken
dagegen sind nicht für das öffentliche Publikum bestimmt (vgl. ebd., S.233).

Internetapotheken

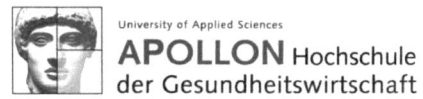

Seit 2004 ist der gesetzliche Versandhandel mit apothekenpflichtigen Arzneimitteln in Deutschland erlaubt (vgl. Deutsches Institut für Medizinische Dokumentation und Information, S. 2, 2012).

Erkrankungen, die akut verlaufen, sind nicht vorhersehbar. Aus diesem Grund werden die meisten Patienten im Krankheitsfall die Präsenzapotheke besuchen. Die Internetapotheken sind meistens für chronisch-kranke Patienten interessant, da sie regulär Medikamente einnehmen müssen und bequem über Internet vorbestellen können (Keller, 2008, S. 171).

Internetapotheken können substanziell in drei Kategorien segmentiert werden:

a) Apotheken, die staatlich zugelassen sind und über eigene Webseite verfügen,

b) Internetapotheken, die einen Versand von Arzneimitteln für Patienten gewährleisten, die zuvor einen Arzt über Internet herangezogen hat,

c) Internetapotheken, die verschreibungspflichtige Arzneimittel ohne vorherige Konsultation mit dem Arzt bzw. ohne Verlangen von Rezept Arzneimittel versenden (vgl. Lieschke, 2007, S. 26ff).

3 Methodisches Vorgehen

Im Rahmen der Hausarbeit erfolgt eine Nutzen-Evaluation der Versandapotheke, indem die Chancen und Risiken, die sich seit Einführung der Internetapotheken im Jahr 2004 für die Präsenzapotheken ergeben, erarbeitet und kritisch bewertet werden. Dabei werden sowohl die Patientensicht als auch ökonomische Kriterien wie z.B. Betriebskosten, Warenlagerkosten, Logistik in die Betrachtung einbezogen. Anhand von aktuellen Statistiken, Berichten und Publikationen wird eine systematische Literaturanalyse durchgeführt. Diese Arbeit soll Ansätze liefern, dass öffentliche und Internetapotheken in einem immer stärker werdenden Wettbewerb um Anteile im Arzneimittelmarkt nebeneinander existieren und unter Berücksichtigung der gesetzlichen Rahmenbedingungen die Kundenachfrage befriedigen.

4 Analyse

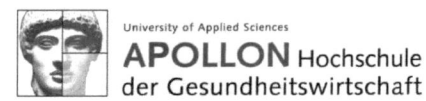

Die Vorteile aus Sicht der Patienten sowie ökonomischer Sicht der Internetapotheken werden den Vorteilen der Präsenzapotheken gegenüber gestellt. Die Existenzsicherung von beiden Apothekenarten wird dargestellt und analysiert.

4.1 Vorteile versus Risiken von Internetapotheken

4.1.1 Chancen aus Sicht der Patienten

Zu den Vorteilen der Bestellungen im Internet aus Sicht der Patienten gehören:

- ❖ verkürzte bzw. keine Wartezeiten,
- ❖ Wegfall von Laufwegen (v. a. bei älteren Patienten von Vorteil),
- ❖ geringerer Zeitaufwand,
- ❖ Die persönliche Konfrontation mit dem Apothekenpersonal bei unangenehmen Themen wie z. B. Prostatabeschwerden, Inkontinenz usw. wird eliminiert, d. h. Anonymität wird bewahrt et al.,
- ❖ In vielen Fällen wird ein zusätzlicher Service durch Erinnerung an Neuverordnung eines Arzneimittels mittels e-Mail angeboten,
- ❖ Überwiegend niedrigere Preise von Arzneimitteln als in einer Präsenzapotheke, dadurch besteht ein Anreiz Medikamente über Internet zu beziehen,
- ❖ Lieferung der Medikamente,
- ❖ 24-Stunden-Service,
- ❖ große Auswahl von Internetapotheken,
- ❖ gutes Informations- und Beratungsmedium,
- ❖ durch die Wissensvermittlung wird das Gesundheitsbewusstsein verbessert (vgl. Lieschke, 2007, S. 32ff).

4.1.2 Chancen aus ökonomischer Sicht

Zu dem Chancen von Internetapotheken aus ökonom. Sicht zählen:

- ❖ Rationierung von Transaktionskosten durch Wegfall von Zwischenhandel (Pharmagroßhandel),
- ❖ Rationierung von Apothekenpersonal und deren Beratung,
- ❖ Rationierung von Betriebskosten,
- ❖ Rationierung von Warenlager et al. (vgl. Bräuer, 2010, S. 92f),

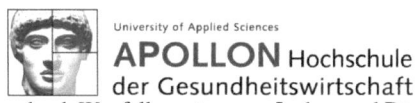

❖ Kostensenkung durch Wegfall von teureren Laden- und Büroflächen in den Innenstadtlagen, da Wegfall von Publikumsverkehr,

❖ Kosteneinsparung durch Verlagerung der Büroflächen- bzw. Gewerbeflächen in kostengünstigere Außenbezirke, dadurch Reduzierung der Miet- und Lagerkosten (vgl. Sterzel, 2002, S. 101).

4.1.3 Risiken

Der Arzneimittelversand ist nicht ungefährlich. Die Patienten sollten lediglich bei zugelassenen Versandapotheken ihre Medikamente bestellen. Ansonsten droht die Gefahr eines Kaufs von gefälschten Arzneimitteln. Die Breite der Arzneimittelfälschung kann von Fälschung der Packung bis zur Totalfälschung des Präparats reichen. Arzneimittel, die gefälscht sind, können wirkungslos, gesundheitsschädlich oder tödlich sein (vgl. Bundesministerium für Gesundheit, 2012).

Durch die Möglichkeit, unbegrenzt mengenmäßig Arzneimittel über Internet zu beziehen, besteht eine Gefahr des Arzneimittelmissbrauchs. In vielen Fällen erhalten die Patienten verschreibungspflichtige Arzneimittel auch ohne Rezept. So werden verschreibungspflichtige Präparate ohne medizinische Notwendigkeit in stärkeren Dosen eingenommen. Insbesondere bei stark wirksamen Präparaten zur Linderung von Schmerzen wie zum Beispiel Schlafmitteln, Antidepressiva, Neuroleptika vermutet man einen Arzneimittelmissbrauch. Dadurch können ernste Gesundheitsschäden auftreten. Weiterhin besteht die Gefahr der persönlichen Datenweiterleitung bzw. sichere Übermittlung von medizinisch vertraulichen und persönlichen Daten über Internet. Häufig müssen Patienten über den Online-Versand einen online- Fragebogen ausfüllen, sodass empfindliche Daten preisgegeben werden. (vgl. Lieschke, 2007, S. 38ff)

Gegen die Arzneimittelfälschung konstruiert aktuell Firma securPharm ein Sicherheitssystem, mit dem die Originalität von Arzneimitteln in der Apotheke überwacht werden kann. Dieses System wird 2013 in einem Pilotprojekt getestet. Ziel des Systems ist flächendeckende Gewährleistung der Arzneimittelsicherheit und Qualität gemäß den neuen Regelungen der EU. Die teilnehmenden Apotheken an diesem Pilotversuch erhalten DataMatrix-Scanner, der den Code lesen kann. Durch das Scannen des Codes wird eine Abfrage im Datenbank-System ausgelöst bzw. bei ordnungsgemäßer Seriennummer freigegeben, andernfalls wird ein Alarm induziert. Die

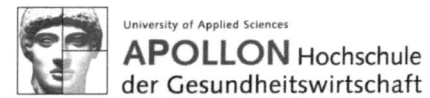

Pharmagroßhandel- Unternehmen können somit die Packung-Identität kontrollieren. (vgl. Bundesvereinigung Deutscher Apothekerverbände, 2011).

4.1.4 Existenzsicherung

Durch die Entkopplung von einigen Arbeitsschritten, die normalerweise in einer Präsenzapotheke stattfinden, wie zum Beispiel der Beratung während der Medikamentenabgabe sowie den Austausch des pharmazeutischen Personals, wie statt einen Approbierter Apotheker eine kostengünstigere PTA (Pharmazeutisch-technische Assistentin) beschäftigen, kann eine Internetapotheke kosteneffizient ihre Existenz sichern. Durch die Entkopplung der Beratung wird Zeit gespart, die für weitere Arbeitsabläufe wie Bestellungen benötigt wird. Dadurch kann mit einem erhöhten Pro-Kopf-Umsatz der Beschäftigten in den Internetapotheken gerechnet werden. Durch den Wegfall von Publikum kann die Internetapotheke ihre Lager- und Betriebsräume in Randlagen oder Außenbezirken verlagern und somit geringere Miet- und Lagerkosten zahlen (vgl. Sterzel, 2002, S. 181ff).

Im Bereich der Arzneimittelsicherheit sowie Gewährleistung der Qualität und somit Patientensicherheit und Akzeptanz von Internetapotheken sollten diese sich im Register der behördlich zugelassenen Apotheken eintragen lassen (vgl. Deutsches Institut für medizinische Dokumentation und Information, 2011).

Durch die Zunahme an Umsatzstärke können Internetapotheken rabattgünstigere Präparate direkt bei den Herstellern beziehen, sodass die Abgabepreise bzw. Verkaufspreise deutlich niedriger kalkulieren können als Preise in den Präsenzapotheken (vgl. Sterzel, 2002,S. 161).

Christian Ciesielski hat im Jahr 2008 das Thema Informations- und Kaufverhalten des Patienten von Arzneimitteln im Internetvertrieb in seiner empirischen Studie thematisiert, u.a. beschäftigte er sich mit den Fragen des Einflusses des Internets auf das Informationsverhalten der Kunden i. B. auf Arzneimittel sowie die Veränderung des Kaufverhalten durch die Implementierung der Internetapotheken. Im Rahmen des Datenerhebungsverfahrens wurden 4000 Fragebögen in 53 Apotheken verteilt sowie 2000 Internetkunden befragt sowie weitere Sekundärquellen implementiert. Die Ergebnisse dokumentieren, dass das Internet enorme Auswirkungen auf das Informations- und Kaufverhalten der Kunden darstellt. Internetapotheken bieten dem

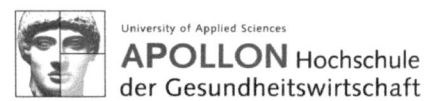

Kunden attraktive Kaufmöglichkeiten. Dadurch sind die Präsenzapotheken zum aktiven Wettbewerb gezwungen. Die Internetapotheken stellen jedoch keine ernsthaften Konkurrenten für die Präsenzapotheke dar. Dennoch müssen auch die Inhaber der Präsenzapotheken angesichts der veränderten Rahmenbedingungen den Kunden intensiver betreuen und die Kundenwünsche in Fokus stellen, um ihre Existenz im IT-Alter zukünftig sichern zu können (vgl. Ciesielski, 2008, S. 11ff).

Der Versandhandel über Apotheken entwickelt sich zunehmen zum OTC-Handel. (OTC- Over the Counter, apothekenpflichtige, freiverkäufliche Präparate). Nach IMS Health werden drei von vier versendeten Präparaten die Medikamente versendet, die einer Selbstmedikation dienen. Damit wurde mehr als die Hälfte des Umsatzes der Versender erwirtschaftet. Der Anteil der versendeten verschreibungspflichtigen Arzneimittel liegt bei 6 Prozent, überwiegend für Arzneimittel gegen Erektionsstörungen. Im ersten Halbjahr 2012 erzielte der Versandhandel mit einem Umsatz von 680 Millionen Euro einen Anteil von 3 Prozent am gesamten Apothekenmarkt. Die Anzahl der Packungen stieg um 9 Prozent und der Umsatz um 6 Prozent im Vergleich zum letzten Jahr. Im Bereich der Selbstmedikation erreichte der Versand mit 11 Prozent einen hohen Marktanteil. Vor allen werden hier Schmerzmittel sowie Erkältungspräparate versendet. Eine Auffälligkeit besteht in den Bestellungen oft großer Packungen (vgl. o. V., Pharmazeutische Zeitung, 2012, S. 12).

4.2 Vorteile versus Risiken von Präsenzapotheken

4.2.1 Vorteile aus Sicht der Patienten

Zu den Vorteilen von Präsenzapotheken aus Patientensicht zählen:

- ❖ Nähe zu allen Ärzten,
- ❖ Spezielle Angebote wie zum Beispiel interessante Vorträge,
- ❖ individuelle Anfertigung von Präparaten zum Beispiel eine Teemischung mit individueller Beratung,
- ❖ große Auswahl an Medikamenten, Babywaageverleih
- ❖ fachliche Kompetenz
- ❖ Vertrauen durch einen hohen Bekanntheitsgrad der Stammkunden, persönliche und vertraute Atmosphäre,

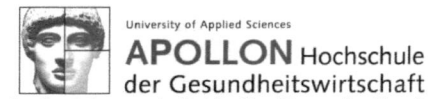

❖ Möglichkeit der Speicherung individueller Daten der Kunden, dadurch eine optimale Arzneimittelversorgung, Nebenwirkungen und Wechselwirkungen-Check (vgl. Riegl, 2009, S. 78ff).

4.2.2 Vorteile aus ökonomischer Sicht

Der Vergleich der Kostenstruktur einer Einzelapotheke und Kettenapotheken zeigen, dass die Einzelapotheke keinerlei ökonomische Vorteile aufweisen kann. Wie Abbildung 6 verdeutlicht, erzielen Kettenapotheken Kostenvorteile durch ein zentral koordiniertes Marketing mit 0,5% des Nettoumsatzes im Faktor Personalkosten, mit 0,4% im Faktor Sachkosten für Werbung und 0,1% im Faktor Fremdkapitalzinsen. Zusammenfassend kann erläutert werden, dass die nicht organisierten Einzelapotheken gegenüber den Kettenapotheken keinen ökonomischen Vorteil erzielen können. Die wesentlichen Vorteile der Kettenapotheken resultieren aus zentral koordinierten Einkauf und kooperativen Marketing (vgl. Schmid, 2008, S. 285ff).

Abb.6: Vergleich Kostenstruktur

Ertrag/Aufwand	Nicht organisierte Apotheke	Kettenapotheke Minimalszenario	Kettenapotheke Maximalszenario
Umsatz	100%	100%	100%
Wareneinsatz	71,6%	70,6%	70,6%
Betriebshandelspanne	28,4%	29,4%	29,4%
Personalkosten	17,4%	16,9%	16,0%
Miete	2,0%	2,0%	1,9%
Pacht	0,2%	0,2%	0,2%
Geschäftsräume	0,6%	0,6%	0,5%
Kosten für Werbung	0,8%	0,4%	0,4%
Kraftfahrzeugkosten	0,5%	0,5%	0,3%
Fremdkapitalzinsen	0,7%	0,6%	0,6%
Abschreibungen	1,2%	1,2%	1,1%
Andere Kosten	3,0%	3,0%	2,9%
Versandhandel	0,2%	0,2%	- 0,1%
Infrastruktur Apothekenketten	0,0%	1,3%	1,9%
Ertragskraft vor Gewinnsteuern	1,9%	3,6%	5,3%
Gewinnsteuern	0,7%	1,3%	1,9%
Ertragskraft nach	**1,2%**	**2,3%**	**3,4%**

22

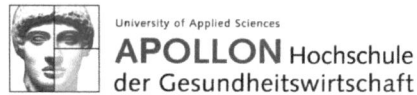

University of Applied Sciences
APOLLON Hochschule
der Gesundheitswirtschaft

Quelle: Eigene Darstellung in Anlehnung an Schmid (2008)

4.2.3 Risiken

Zu den Risiken von Präsenzapotheken zählen:

- ❖ Kundenabwanderung durch Zunahme des Apothekenwettbewerbs zum Beispiel durch Freigabe der OTC-Preise,
- ❖ Risiko der Kundenabwanderung durch Zulassung des Versandhandels und Internetanbieter,
- ❖ Auftreten von Marktkonkurrenten wie DocMorris und dm-Drogerien,
- ❖ Zunahme der Bindungslosigkeit der Kunden als Gesellschaftstrend,
- ❖ Banalisierung der Arzneimittelversorgung in Richtung Konsumgüter und damit unverbundenerem Einkaufsverhalten,
- ❖ Unterschiedliche Aktionen von Krankenkassen (weniger erstattungsfähige Präparate, mehr Selbstmedikation) , die ihre Versicherten zu neuen Versorgungswegen ermutigen oder Anreize gegen Präsenzapotheken setzen (vgl. Riegl, 2009 , S. 84).

4.2.4 Existenzsicherung

Die Existenzsicherung sollte durch Implementierung und Umsetzung von mehreren Strategien gewährleistet werden. Im Bereich Preiskalkulation kann der Apotheker in der selektiven Preissenkung bei gleichzeitig parallelen Preiserhöhung ein Optimum erreichen. Wenn der Apotheker nur Preise senkt, führt dieses zum wirtschaftlichen Verlust. Da der Markt im Bereich Arzneimittelpreise relativ intransparent ist, kann der Apotheker diese Möglichkeit zur parallelen Preissteigerung nutzen. Die Fokussierung liegt zukünftig auf stärkere Positionierung der Präsenzapotheke. Zur Optimierung solcher Positionierung sollte sich die Präsenzapotheke fach-medizinisch spezialisieren, wie zum Beispiel „Herz-Kreislauf-Apotheke ,Diabetes-Apotheke, onkologisch spezialisierte Apotheke" usw. Weiterhin kann die Existenz der Präsenzapotheke durch Implementierung von Wettbewerbsstrategien gesichert werden. Eine Expansion durch die erlaubte Filialisierung wäre eine optimale Möglichkeit zur Existenzsicherung der Präsenzapotheke. Filialapotheken bieten gute Möglichkeiten, die wirtschaftliche Leistungsfähigkeit zu steigern und sich gegenüber den Konkurrenten Marktanteile zu

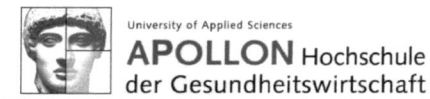

sichern. Andere Möglichkeit besteht in einer Integration der Präsenzapotheke in die Kettenapotheken. Es handelt sich hierbei um ein bereits existierendes Netzwerk, ähnlich einem Franchise-System. Der Apotheker arbeitet selbständig in seiner Apotheke, unter einer Dachmarke, dabei werden Marketingkosten gespart (vgl. Hothum, 2008, S. 115ff).

Der Apothekenmarkt unterliegt nicht den gleichen Wettbewerbsbedingungen wie andere Märkte. Arzneimittel sind beratungsbedürftig, da sie bei unsachgemäßer Anwendung gesundheitliche Schäden hervorrufen können. Der kranke Patient hat das Bedürfnis, ein bestimmtes Präparat sofort zu erhalten. Dabei wird ihm der Preis bis zur bestimmten Grenze gleichgültig sein (vgl. Povel, 2009, S. 135).

Gerade die Kettenbildung ermöglicht den Apotheken, eine Preisführerschaft zu bilden, weil sie in großen Mengen Präparate zu kostengünstigeren Konditionen kaufen und dadurch einen möglichen negativen Kostendeckungsbeitrag einzelner Präparate zu kompensieren (vgl. Keller, 2008, S. 175).

Auch die Beratungsleistung kann als Wettbewerbsvorteil zugunsten der Präsenzapotheke gelten. In Hinblick auf einen gesunden Lebensstil können die Apotheken ihren Kunden Fragestellungen beantworten. Die zentrale Versorgungsstelle im Falle einer Erkrankung ist die Präsenzapotheke, die Präparate zur Genesung anbieten kann. Die Apotheke als Akteur auf dem Markt bietet durch ihr seriöses Erscheinungsbild einen Vorteil. Dies ist aus der Annahme abgeleitet, dass die Produkte, die in der Apotheke gekauft werden, erklärungsbedürftig sind. Aufklärung über die Wechselwirkungen, Nebenwirkungen und andere sind für den Patienten notwendig, was ohne qualifiziertes Personal nicht möglich wäre (vgl. ebd., S. 178).

Die den Apotheken zur Sicherstellung der Arzneimittelversorgung diktierten Pflichten konnten nach den gesetzlichen Vorgaben in der Vergangenheit nicht zuletzt finanziert werden, weil die Apotheken im Gegenzug viele Vorrechte genießen konnten. Anhand der festen, progressiv gestaffelten Preise für Arzneimittel konnte eine Apotheke eine Mischkalkulation der Finanzierung von Vorratshaltung, Nacht- und Notfalldiensten, Leistungen für Beratung, ohne einen Aufschlag auf die Zusatzleistungen zu erheben. Durch den Wegfall von Festpreisen im apothekenpflichtigen Bereich entfiel die bisherige Finanzierungsgrundlage für Zusatzdienste. Als Alternative wäre vorstellbar, dass die dienstleistungsbringende Apotheken für bestimmte Sonderleistungen die entstandenen Kosten in Rechnung stellen, wie zum Beispiel eine reguläre Beratung und

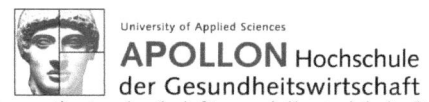
Begleitung von Asthmapatienten durch dafür speziell entwickelte Programme. Eine Implementierung von Kurierdiensten im Rahmen einer Service-Leistung wäre eine Option der Finanzierung bzw. zusätzlichen Gewinn. Durch die Bestellung per Telefon direkt in der Apotheke und die anschließende zeitlich nahe Auslieferung des Arzneimittels kann der Kunde sein Medikament schneller erhalten als bei der Bestellung in der Versandapotheke, gegen entsprechendes Entgelt (vgl. Meurer, 2005, 111f).

Bei den Einzelapotheken besteht die Gefahr, dass sie aufgrund des steigernden Konkurrenzdrucks ihre Preisstrategie nicht halten können. Deren Existenzsicherung wird von der Identifikation von Marktnischen sowie deren Dienstleistungsqualität abhängen (vgl. Morar, 2008, S. 43).

5 Diskussion

5.1 Zusammenfassung der Ergebnisse

In der vorliegender Arbeit wurde die Existenzsicherung der öffentlichen Apotheken unter den gesetzlichen Rahmenbedingungen seit der Implementierung der Internetapotheken im Jahr 2004 untersucht. Dabei wurde im Kapitel 2.1 auf die Problemfelder des demographischen Wandels eingegangen, mit dem Ergebnis einer Zunahme von über 60- jährigen Menschen, Tendenz steigend. Auch auf dem Apothekensektor ist eine Zunahme von älteren Patienten aufgrund des Bedarfs verzeichnet. Die Kunden der Apotheken altern in der Statistik wesentlich schneller als der Durchschnitt der deutschen Bevölkerung. Kapitel 2.2 beschäftigt sich mit den gesetzlichen Rahmenbedingungen im Gesundheitswesen. Aufgrund der zahlreichen Kostensenkungsmaßnahmen wurden in den letzten Jahren die Apotheken stark beeinflusst. Im Kapitel 2.3.1 wird das Gesamtsystem der Arzneimittelversorgung in Deutschland dargestellt. Die Apotheke als Bindeglied zwischen dem Kunden und dem Pharmahersteller und Großhändler nimmt eine zentrale Stellung ein. Kapitel 2.3.2 beschäftigt sich mit den Charakteristika der Arzneimittelversorgung, dabei wird deutlich, dass im Bereich der Apotheken eine staatliche Preisregulierung vorherrscht. Seit der Gesundheitsreform 2003 unterzieht sich der Apothekenmarkt einer starken Dynamik. Durch die gesetzlichen Kostensenkungsmaßnahmen und der Möglichkeit der Filialisierung hat sich die Anzahl der Apotheken zwar nicht geändert, die Filialisierung

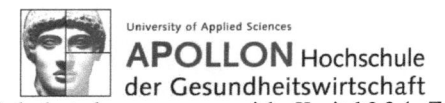
der Apotheken hat jedoch stark zugenommen, siehe Kapitel 2.3.4. Zur Veranschaulichung der Bedeutung der staatlichen Überwachung über die öffentlichen Apotheken wurden im Kapitel 2.4 die wichtigsten Gesetze vorgestellt. Dabei wird der Auftrag der öffentlichen Apotheken der ordnungsgemäßen Versorgung der Bevölkerung mit Arzneimitteln im Vordergrund. Nach einer kurzen Vorstellung der Apothekenarten, die untersucht werden (Kapitel 2.5) Der Hauptteil der Arbeit (Kapiel 4) untersucht die öffentliche und die Internetapotheke auf Chancen und Risiken, dabei werden Faktoren Patientensicht und ökonomische Aspekte berücksichtigt. Die Vorteile von Internetapotheken liegen bei den Einsparungen bei Miet- und Lagerkosten, die sich auf die niedrigen Preise bei Abgabe an den Kunden umlegen lassen. Desweiteren entstehen weniger Personalkosten, was sich jedoch als nachteilig auf die fachliche Kundenberatung auswirken kann. Weiteres Risiko besteht in einer Bestellung und Einnahme von nicht geprüften, gefälschten Arzneimitteln. Die Existenzsicherung der Internetapotheken liegt in der Fokussierung auf freiverkäufliche Arzneimittel sowie chronisch-kranke Kunden, die regelmäßig in größeren Mengen bestellen. Demgegenüber bestehen bei Präsenzapotheken eine vorteilhafte persönliche und vertrauliche Kundenberatung und die damit verbundene optimale Arzneimittelversorgung der Patienten mit dem Ziel der Festigung der Kundenbindung.

Weiterer Vorteil liegt in dem schnellen Zugriff auf Arzneimittel durch eine Vorratshaltung bei akuten Beschwerden. Zu den Nachteilen einer Präsenzapotheke können hohe Personal-, Miet- und Lagerkosten gezählt werden. Die Existenzsicherung liegt in einer Intensivierung von Marketingmaßnahmen wie Kundenstammbindung durch gezielte Seminare, Optimierung der Preispolitik von freiverkäuflichen Arzneimitteln, eine Filialisierung, Implementierung von Kurierservice et al.

5.2 Interpretation der Ergebnisse

Die öffentliche Apotheke unterliegt dem Auftrag der ordnungsgemäßen Sicherstellung von Arzneimitteln an die Bevölkerung. Anhand der Daten des Statistischen Bundesamtes verschiebt sich die Alterspyramide in Richtung Älterwerden, als ist zukünftig mit einer Mehrzahl von 60Jährigen und Älteren zu rechnen. Ältere Menschen benötigen meistens ein Mehrbedarf an Arzneimitteln (altersbedingt) als Jüngere. Die häufigsten altersbedingten Krankheiten müssen durch ärztliche Verordnung kuriert werden. Bei den Internetapotheken dagegen liegt der Absatz bei freiverkäuflichen

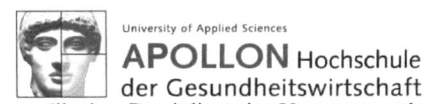

Präparaten und Selbstmedikation. Damit liegt eine Vermutung nahe, dass die älteren Patienten aufgrund der Vertraulichkeit „ihre" Apotheke bevorzugen. Auch die Bedienung des Internets gerade von älteren Menschen kann sich als schwierig erweisen. Somit hat die Präsenzapotheke die Chance, diesen Kundenstamm durch fachliche Beratung und Implementierung von Informationsveranstaltungen oder Spezialisierung auf ein medizinisches Thema langfristig zu binden. Weitere Chance bietet sich in einer Filialisierung. Um die Existenzsicherung zu gewährleisten, sollte sich eine Präsenzapotheke nach ihrer Möglichkeit nicht nur auf eine Strategie konzentrieren, sondern alle Potenziale nutzen. Die öffentliche Apotheke kann durch eine Intensivierung ihrer Marketingstrategien und unter den gesetzlichen Rahmenbedingungen durchaus neben den Internetapotheken existieren.

5.3 Handlungsempfehlung

Für die öffentlichen Apotheken besteht ein Handlungsbedarf. Eine öffentliche Apotheke muss sich dem Wettbewerb auf dem Apothekensektor stellen, indem sie strategisch ihre Potenziale ausschöpft, um ihre Kunden zu binden und dadurch ihre Existenz zu sichern. Dazu eignen sich zum Beispiel eine Filialisierung, Implementierung von zahlreichen Serviceleistungen wie Kundenseminare, Botendienst, Kundenberatungen, Spezialisierung auf einen bestimmten medizinischen Bereich, Optimierung der Preiskalkulation durch selektive Preissenkung bei gleichzeitiger Preiserhöhung anderer Präparate.

6 Zusammenfassung

Die untersuchte Frage welche Chancen sich für die Präsenzapotheken unter den aktuellen gesetzlichen Rahmenbedingungen auf dem Gesundheitsmarkt zur Sicherung ihrer Existenz bieten, kann folgend beantwortet werden:
Die öffentlichen Apotheken können neben der Internetapotheken unter den gesetzlichen Rahmenbedingungen durchaus existieren und sich ergänzen. Während die Internetapotheke vielmehr auf apothekenpflichtige Präparate spezialisiert ist, kann die öffentliche Apotheke durch den Verkauf von verschreibungspflichtigen Präparaten ihren Umsatz sichern. Als zentrale Chance werden die Kunden als Verbraucher gesehen. Das Durchschnittsalter der Apothekenkunden beträgt 60 Jahre und älter. Ältere Patienten

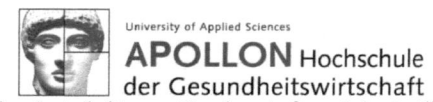
besuchen häufiger den Arzt als jüngere Kunden. Aufgrund der ärztlichen Verordnung wird das Rezept mit verschreibungspflichtigen Präparaten über Apotheke eingelöst. Dieser Kundenstamm benötigt eine besondere Pflege, gerade ältere Menschen benötigen eine Vertrauensperson in „ihrer" Apotheke, die ihre Krankheiten kennt und optimal beraten kann. Das Alter der Bevölkerung in Deutschland spielt eine wichtige Rolle und wird auch zukünftig eine Herausforderung, aber auch eine Chance für die Apotheken und im Gesundheitswesen darstellen. Die öffentliche Apotheke hat also auch zukünftig Chancen um ihre Existenzsicherung zu gewährleisten, sie muss allerdings auf den Wettbewerb nicht nur durch verstärkte Kundenbindung oder Intensivierung von Kooperation mit einem Ärztehaus bzw. Medizinischen Versorgungszentrum reagieren, sondern alle ihre möglichen Potenziale voll ausschöpfen. Es gibt zahlreiche Möglichkeiten zur Sicherung der Existenz von öffentlichen Apotheken, wie im Hauptteil der Arbeit dargestellt und analysiert wurde. Eine der sicheren Chancen ist die Kettenbildung. Hier sind Apotheken gemeint, die unter der Dachmarke einer großen Apothekengesellschaft agieren. Dadurch werden Marketingkosten gespart, der Bekanntheitsgrad ist sehr hoch. Die öffentlichen Apotheken können die Nachteile gegenüber der Internetapotheke wie hohe Lager- , Miet- und Personalkosten aber auch durch gezielt implementierten Marketingstrategien ausgeglichen. Die zu vermutenden finanziellen Nachteile bei den öffentlichen Apotheken gegenüber den Internetapotheken könnten nur mit einer besseren Auslastung der Potenziale der Unternehmen erreicht werden und somit ihre Existenzsicherheit auf dem Apothekensektor nachhaltig gewährleisten.

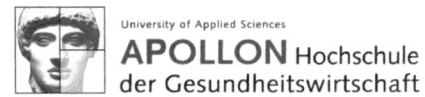

Behling, S.; Brickau, R.; Ziegenbein, R.(2005). Die Apotheke der Zukunft. Münster: MV- Verlag. Münster.

Bräuer, Ch. (2010). Der Wandel im deutschen Gesundheitsmarkt. Hamburg: Verlag Dr. Kovac.

Bundesministerium der Justiz.(2012). Gesetz über das Apothekenwesen. (Apothekengesetz). http://www.gesetze-im-internet.de/apog/BJNR006970960.html, 27.11.2012.

Bundesministerium der Justiz.(2012). Gesetz über den Verkehr mit Arzneimitteln. http://www.gesetze-im-internet.de/amg_1976/index.html, 29.11.2012.

Bundesministerium der Justiz. (2012). Verordnung über den Betrieb von Apotheken. http://www.gesetze-im-internet.de/apobetro_1987/, 20 .11.2012.

Bundesvereinigung Deutscher Apothekerverbände . (2011). Entwicklung der Apothekenzahl.http://www.abda.de/fileadmin/assets/ZDF/ZDF_2011/04_Z DF_2011.pdf, 28.11.2012.

Bundesministerium für Gesundheit. (2012). Versandhandel mit Arzneimitteln. http://bmg.bund.de/krankenversicherung/arzneimittelversorgung/versandhandel-mit-arzneimitteln.html, 27.11.2012.

Bundesvereinigung Deutscher Apothekerverbände. (2011). securPharm – der deutsche Schutzschild gegen gefälschte Arzneimittel.http://www.abda.de/52+B6JmNIYXNoPTc3ZjlmMTZjOWZkZjA0 ZWM2NjA1MWEwOWEwMGI4MjljJnR4X3R0bmV3cyU1QmJhY2tQaWQlN UQ9MjQmdHhfdHRuZXdzJTVCcG9pbnRlciU1RD0xMSZ0eF90dG5ld3MlNU J0dF9uZXdzJTVEPTE1NDg_.html, 01.12..2012.

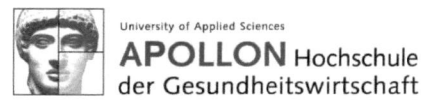
University of Applied Sciences
APOLLON Hochschule
der Gesundheitswirtschaft

Ciesielski, Ch. (2008). Internetapotheke versus stationäre Apotheke. Veränderung des Apothekenmarktes im Internet-Zeitalter. Wiesbaden: Gabler/ GWV Fachverlage GmbH.

Deutsches Institut für Medizinische Dokumentation und Information. (2012). Versandapothekenregister. http://www.dimdi.de/static/de/amg/var/flyer-versandapothekenregister.pdf, 28.11.2012.

Hothum, ,M. (2008). Die Expansion als unternehmerische Chance von Apotheken nach einer Liberalisierung des Apothekenmarktes. In: Nellen, O.; Hahn, W.(Hrsg.) Zukunft der Apotheken in Deutschland. Berlin: Logos Verlag GmbH.

Kaapke, A.; Preißner, M.; Heckmann, S. (2007). Die öffentliche Apotheke – ihre Funktion, ihre Bedeutung. Stuttgart : Deutscher Apotheker Verlag.

Keller, Ch.(2008). Strategien für eine erfolgreiche Apotheke in einem sich ändernden Wettbewerbsumfeld- Besitzerapotheke ade? In: Nellen, O.; Hahn, W. (Hrsg.) Zukunft der Apotheken in Deutschland. S. 171. Berlin: Logos Verlag GmbH.

Kettler, S. (2009). Das Leitbild des Apothekers im Wandel. Berlin: uni-edition GmbH

Liesche, D. (2007). Die strafrechtliche Verantwortlichkeit der Betreiber von Internet-Apotheken. Frankfurt am Main: Peter Lang GmbH.

Meurer, F. S. (2005). Vertriebsbindungen im deutschen Apothekenrecht und die Freiheit des Warenverkehrs. Frankfurt am Mai: Peter Lang GmbH.

Morar, R. (2008). Konsequenzen der Aufhebung des Fremd- und Mehrbesitzverbots auf die Apothekenpraxis.In: Nellen,O.; Hahn,W. (Hrsg.). Zukunft der Apotheken in Deutschland.Berlin: Logos Verlag GmbH.

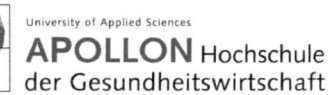
o.V. (2012).Versandhandel: Rx wird Nischenprodukt. Pharmazeutische Zeitung. 157 (
33), S. 12.

Povel, L.M.; (2009). Das Fremd- und Mehrbesitzverbot für Apotheker. Berlin: Duncker
& Humblot GmbH.

Riegl, G.F.; (2009). Apotheken Novum. 1. Auflage. Augsburg: Copyright Verlag Prof.
Riegl & Partner GmbH.

Schmid, T.(2008). Auswirkungen einer Aufhebung des Fremd- und Mehrbesitzverbots
für Apotheken. Berlin: Logos Verlag GmbH.

Simon, M. (2010). Das Gesundheitssystem in Deutschland. Eine Einführung in
Struktur und Funktionsweise. 3. Auflage. Bern: Verlag Hans Huber, Hogrefe
AG.

Stark, Ch. (2007). Rechtliche Bewertung der Niederlassungsfreiheit und des
Fremdbesitzverbots im Apothekenrecht. Baden-Baden. Nomos
Verlagsgesellschaft.

Statistisches Bundesamt. (2009). Bevölkerung Deutschland 2060.
https://www.destatis.de/DE/Publikationen/Thematisch/Bevoelkerung/Vorausber
echnungBevoelkerung/BevoelkerungDeutschland2060Presse5124204099004.pd
f?__blob=publicationFile, 28.11.2012.

Sterzel, A. (2002). Deregulierung des Arzneimittelvertriebs in Deutschland. Berlin:
Logos Verlag.

.